DE L'INFLUENCE

DE

L'ALLAITEMENT MATERNEL.

Lyon. — Impr. de Dumoulin, Ronet et Sibuet.

DE L'INFLUENCE

DE

L'ALLAITEMENT MATERNEL

ET DE

L'ÉDUCATION EN COMMUN

SUR LE

DÉVELOPPEMENT DES FACULTÉS PHYSIQUES, MORALES ET
INTELLECTUELLES DE L'ENFANT.

NOTE

Lue à la Société d'éducation de Lyon,

PAR

F. M. PH. LEVRAT AINÉ,

MEMBRE DE CETTE SOCIÉTÉ, ANCIEN MÉDECIN DE L'HÔTEL-DIEU DE LYON, etc.

« L'intérêt des femmes et celui de
leurs enfants doivent les porter à nourrir. » (Dict. des sciences médic.)

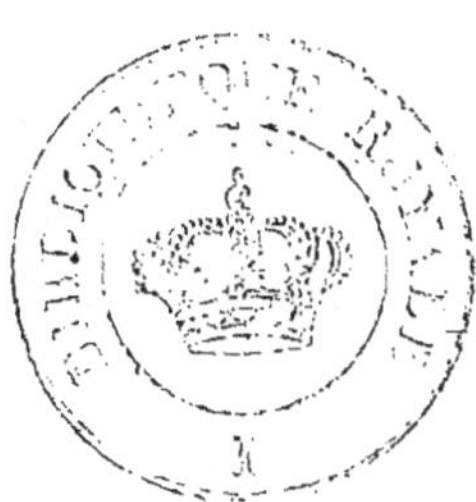

LYON,

DUMOULIN, RONET ET SIBUET,

IMPRIMEURS - LIBRAIRES,

Quai St-Antoine, nᵒ 33.

1843.

DE L'INFLUENCE

DE

L'ALLAITEMENT MATERNEL

ET DE

L'ÉDUCATION EN COMMUN

SUR LE

DÉVELOPPEMENT DES FACULTÉS PHYSIQUES, MORALES ET INTELLECTUELLES DE L'ENFANT.

NOTE

Lue à la Société d'éducation de Lyon,

PAR

F. M. PH. LEVRAT AINÉ,

MEMBRE DE CETTE SOCIÉTÉ, ANCIEN MÉDECIN DE L'HÔTEL-DIEU DE LYON, etc.

> « L'intérêt des femmes et celui de leurs enfants doivent les porter à nourrir » (Dict. des sciences médic.)

MESSIEURS,

Voué par goût et par état à l'étude incessante de l'homme, le suivant depuis sa naissance jusqu'à sa dernière heure, il est permis au médecin de chercher les moyens de le rendre aussi parfait que les êtres périssables peuvent le devenir. Dans cette vue nous prendrons l'enfant au maillot et nous esquisserons à grands traits quelques-unes des causes qui peuvent nuire ou contribuer au développement de ses facultés physiques, morales et intellectuelles.

Heureux si par nos efforts nous pouvons un instant fixer votre attention et mériter votre bienveillant encouragement !

L'homme est à peine commencé quand il arrive à la lumière; il n'est qu'ébauché dans ses formes ; la nature et la société l'attendent pour le continuer progressivement au milieu des contre-temps et des obstacles. Voyons en quelques mots comment la famille et la société se conduisent, pour arriver à ce but si difficilement atteint, quoique la route ait été tracée par beaucoup d'écrivains du plus haut mérite.

L'enfant à sa naissance est nourri par sa mère ou confié à une nourrice étrangère. Qu'elle nous dise cette mère dont la santé, la position sociale permettent d'allaiter son enfant, tout ce qu'elle éprouve de jouissance! Les privations de toute espèce, de son repos, de son sommeil, de ses devoirs de société, rien ne lui coûte. Ainsi, la femme qui se décide à nourrir doit prendre en même temps la ferme résolution de renoncer aux bals, aux spectacles, en un mot, aux grandes réunions: cette dissipation, qui perturbe la plupart des fonctions et qui exalte les passions, est incompatible avec la vie paisible et sédentaire qu'exige l'allaitement. Mais combien n'est-elle pas dédommagée de toutes ces privations par les premières caresses de l'enfant dont elle sera mère dans toute l'acception du mot! Là sous ses yeux les moindres maux seront examinés, soulagés et guéris; elle verra grandir auprès d'elle l'objet de sa constante sollicitude; avec son lait, l'enfant recevra tous les rudiments d'une bonne constitution, et les meilleures dispositions intellectuelles et affectives seront le fruit et de ses soins et de ce langage qui n'appartient qu'aux nourrices mères.

Or donc, on ne saurait trop encourager la mère à nourrir son enfant. Que de grâces ne devons-nous pas rendre aux fondatrices de cette œuvre de bienfaisance qui, par des secours accordés à la femme indigente, lui permettent d'allaiter son enfant, et de remplir ainsi un devoir des plus sacrés de la nature !

Mais si la santé, la constitution, l'intelligence de l'enfant ont tout à gagner par l'allaitement maternel, nous devons dire également que la mère trouve dans l'accomplissement de ce devoir d'être préservée et guérie même de maladies graves, ainsi que l'a démontré notre honorable collègue et ami M. le docteur Gubian, ancien médecin de l'Hôtel-Dieu, dans un travail remarquable lu au congrès scientifique de France. Les faits qu'il a recueillis dans une pratique de 25 ans , lui ont prouvé , dit-il , que l'allaitement étant une loi de la nature, la mère qui s'en écarte s'expose aux maladies les plus graves de son sexe. Mais si, rentrant plus tard dans l'exécution de cette loi , elle allaite avec persévérance, ces maladies , qui avaient résisté aux efforts de l'art, disparaissent par l'action physiologique de la nature?

Combien ne voit-on pas dans le monde de femmes languissantes, affectées de maladies chroniques qu'elles auraient évitées si elles avaient rempli en entier les devoirs qu'impose la maternité.

Quels que soient toutefois les avantages immenses de l'allaitement maternel , il y a des circonstances où il devient impossible, et sous ce rapport beaucoup d'écrivains nous semblent en avoir exagéré l'importance.

Nous avons dit qu'il était naturel que la mère ne confiât à personne l'enfant à qui elle vient de donner le jour ; cependant au milieu des maladies diverses, de l'état d'énervation, des habitudes vicieuses où peuvent être plongées certaines mères, on ne peut disconvenir qu'il est un grand nombre de cas où il leur est préférable ainsi qu'à leur enfant de s'abstenir de remplir un devoir qui ne peut que leur être à tous les deux également pernicieux. Ces exemples sont heureusement rares, mais enfin il en existe.

L'enfant allaité par sa mère, nous le répétons, reçoit des soins de toute nature; le développement de ses facultés physiques, morales et intellectuelles, est l'œuvre de tous ceux qui l'entourent, et tout concourt à le disposer de bonne heure à recevoir l'éducation qui doit le rendre un jour utile à sa famille, à la société, à la patrie.

Mais si la mère par des causes majeures ne peut allaiter son enfant, on peut le soumettre à l'allaitement artificiel ; cette méthode employée surtout dans les hospices d'enfants trouvés, est tentée quelquefois avec succès; nous connaissons une famille des plus distinguées et des plus honorables chez laquelle tous les enfants sont élevés ainsi. Toutefois ce moyen ne pouvant pas être mis en pratique, l'enfant est confié à une nourrice mercenaire, admise souvent à remplir cette importante fonction sans avoir été l'objet d'une investigation médicale à laquelle ne peuvent échapper les maladies qui vicient le lait et sont ainsi transmises à l'enfant.

Le traité entre les parents et la nourrice conclu, l'enfant est conduit souvent par tous les temps dans un pays désert, dans une habitation sombre où le soleil ne pénètre que difficilement, et par conséquent fréquemment humide. Ici faisons remarquer que de toutes les causes qui modifient l'homme, le climat est une des plus actives; aussi l'illustre Buffon, dans ses admirables tableaux des caractères propres aux diverses températures et des formes principales qu'elles impriment à la nature vivante, n'a pas manqué de recueillir les faits relatifs à l'influence des climats humides. Il a prouvé qu'ils détériorent en général la constitution de tous les animaux terrestres autres que les insectes et les reptiles; mais que nul animal n'en éprouve au même degré que l'homme les atteintes énervantes. Ainsi, l'enfant soumis à l'influence de semblables causes de destruction traverse par hasard les premiers mois de la vie, entre une constitution débile et la plupart des maladies du premier âge, sans qu'un homme habile, généreux, soit venu les combattre et les arrêter dans leur marche rapide et fréquemment insidieuse. Il n'entre pas dans notre pensée de donner à entendre que loin des cités on ne puisse rencontrer des médecins instruits dans la science de guérir, mais l'indifférence et l'apathie du plus grand nombre des nourrices à gage ne leur permettent pas de réclamer en temps opportun les secours de la médecine (1)

Cependant, hâtons - nous de le dire, l'hygiène publique des nourrices a subi dans ces derniers temps d'heureuses améliorations par l'établissement des bureaux de nourrices, légalement institués. Là les nourrices ne sont admises qu'après avoir produit des certificats qui déposent de leur moralité, après avoir été visitées par le médecin de la direction, et puis les enfants sont visités de temps en temps par les préposés de l'établissement.

Après plusieurs mois, ou plusieurs années, l'enfant revient sous le toit paternel où peut-être des soins mal conçus, mal

(1) La mère, dit Rousseau, qui nourrit l'enfant d'un autre au lieu du sien, est une mauvaise mère : comment sera-t-elle bonne nourrice ? Elle pourra le devenir, mais lentement; il faudra que l'habitude change la nature, et l'enfant mal soigné aura le temps de périr cent fois avant que la nourrice ait pris pour lui une tendresse de mère. (EMILE.)

dirigés l'attendent encore. Les caprices de toute espèce le poursuivent, il est jeune et faible, il ne faut rien lui refuser, disent les grands parents; il mange à toute heure; il crie à la moindre contrariété : il sort à peine du maillot ou de langes plus ou moins serrés pour être mis dans des vêtements qui ne sont en rapport ni avec son âge, ni avec le développement des organes ; c'est un nouvel esclave que la mode saisit au passage.

L'enfant arrive à sept ans, débile, capricieux, tout souffrant, peut-être, des maladies dont il a hérité ou de ceux qui lui ont donné le jour, ou de celle qui lui a donné le sein. C'est sous ce rapport que l'on doit regarder comme un paradoxe, l'assertion de Jean-Jacques qui prétend que l'enfant ne peut pas avoir de nouveau mal à craindre, du sang dont il a été formé.

Si par hasard cet enfant est né sous les lambris dorés de l'opulence, et, si ses parents mal informés sur la marche à suivre pour arriver à une bonne et solide instruction, il reste dans le sein de la maison paternelle, il passera de l'enfance à l'adolescence, sans avoir réformé ses caprices, sans s'être corrigé de ses habitudes qui sont peut-être devenues de plus en plus vicieuses, et, arrivera à l'âge d'homme sans avoir cessé d'être un avorton comme organisation et comme science (1).

Toutefois nous admettons à cette règle générale et sévère, d'honorables exceptions, et nous avons présent à la pensée le nom d'enfants élevés dans la famille, qui étonnent et ont étonné le monde par leur génie, par leur savoir et par leur forte constitution... Au contraire, si cet enfant que nous avons laissé un instant

---

(1) Quintilien s'élève avec force contre cette molle éducation, à laquelle on donne le nom de bonté et de tendresse, et qui n'est propre qu'à énerver tout à la fois et le corps et l'esprit des enfants (Quint. liv. 1, c. 1.)

et que nous supposons travaillé par mille caprices , par une foule de maladies , reconnaissant presque toutes la même cause, est placé dans une bonne institution , confié à la direction d'un de ces hommes qui comprennent la mission si noble d'élever la jeunesse, il est sauvé. Là , plus de caprices, plus de pleurs inutiles ; ici il faut travailler, se reposer , manger , dormir , s'amuser, quand et avec les autres. Vêtements commodes et souvent uniformes, jeux variés et appropriés à l'âge et même au goût, et tant que ce goût n'est pas un caprice. L'imitation , l'émulation enfin concourent à le faire travailler; sa mémoire se fournit de sciences , de bonnes maximes, de bons exemples : son corps se développe par une nourriture saine et prise à des heures réglées : plus dès-lors de digestions imparfaites qui ne produisent qu'un chyle mal élaboré , qui ne peut fournir aux organes les rudiments qui les conservent et les accroissent.

La constitution de l'enfant ainsi débarrassée des maladies qu'il avait apportées à la pension, souvent par la seule influence de cette vie régulière, se fortifie par les exercices du corps combinés avec les exercices de l'intellect.

Là également l'esprit se pénètre des vérités éternelles de la religion, et, par elle se développent en même temps les qualités si précieuses du cœur, l'amitié pour ses camarades, la tendresse pour ses parents et la reconnaissance pour ses maîtres.

Disons-le bien, Messieurs, parmi les institutions qui peuvent conduire un peuple au plus haut degré de prospérité et de perfection physique, morale et intellectuelle, la religion tient sans doute le premier rang; elle est la base de tous nos devoirs, soit comme homme, soit comme citoyen; il n'y a point de patriotisme sans religion; et, pour s'en convaincre il suffit de se demander ce que deviendrait la propriété, la réputation, la vie des individus qui composent la société, si la religion ne servait de base à l'éducation !.....

Nous n'admettons pas l'opinion de quelques esprits forts qui prétendent que la morale peut se passer de religion ; quelque influence qu'on veuille accorder à une éducation soignée, sur les esprits d'une trempe particulière, la raison, d'accord avec l'expérience, nous dit qu'il n'y aura jamais ni mœurs, ni morale chez une nation sans religion (1).

D'après ces trop courtes réflexions, il est facile de comprendre que la destinée des familles, de la société, des empires même, est en grande partie confiée aux lumières et à la sagesse des hommes ,

(1) Après qu'on a travaillé à former dans les jeunes gens, l'honnête homme, l'homme de probité, il reste encore quelque chose de plus important, de plus essentiel, qui est de former en eux l'homme chrétien. Ces premières qualités sont par elles-mêmes d'un très-grand prix : mais la piété en est l'âme et les rehausse infiniment (Rollin)..

chargés de l'éducation et de l'instruction de la jeunesse; par eux la génération actuelle si frêle, si délicate, détériorée dans sa source primitive, par suite non interrompue de cinquante années de révolution, qui, en bouleversant l'ordre social, a altéré l'économie organique, en pervertissant ce calme des sens, ce bonheur véritable, sans lesquels la race humaine ne peut que décroître et s'abâtardir (1)!...

Ainsi, par une marche régulière et bien ordonnée dans l'enseignement, toutes les facultés de l'esprit, du cœur et du corps,

(1) Un des plus beaux passages des œuvres de Quintilien, et des plus connus, est celui où il traite la célèbre question s'il est avantageux d'instruire les enfants dans le particulier, ou s'il faut les envoyer aux écoles publiques. Il embrasse le dernier sentiment, et en apporte plusieurs raisons qui paraissent très-fortes. Mais il déclare dès le commencement que si les écoles publiques étaient dangereuses pour les mœurs, quelque utiles qu'elles pussent être pour les sciences, il ne faudrait point balancer, et que la vertu est infiniment préférable à l'éloquence (Rollin, traité des études).

se développent, se fortifient, et , l'on peut espérer préparer pour l'avenir des hommes qui le disputeront un jour , je l'espère , en science et en force, aux savants , aux guerriers de l'antiquité dont le burin de l'histoire s'est plu à tracer les noms !...

L'éducation en général, pris du mot latin *institutio*, a pour but de faire des élèves, en quelque position qu'ils se trouvent placés, des hommes et des citoyens, et les préparer à le devenir au plus haut degré possible (V. Willm, *Essai sur l'éducation du Peuple*, pag. 13.).

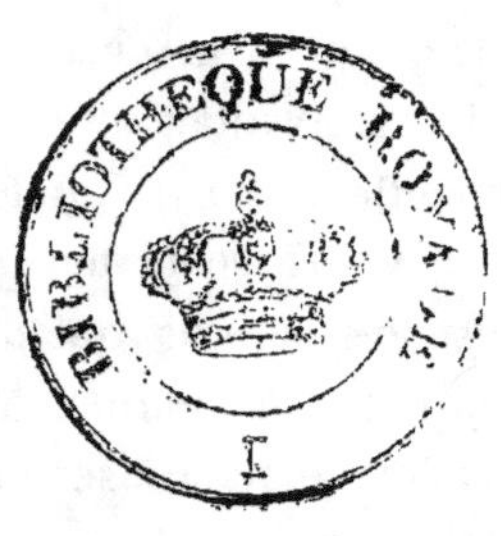